U0321859

你
为什么会
发烧？

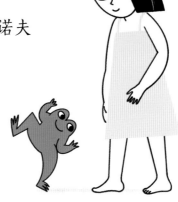

文／〔俄〕费奥多尔·卡塔索诺夫

图／〔俄〕安娜·佐尔克

译／马启明

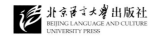
北京语言大学出版社
BEIJING LANGUAGE AND CULTURE
UNIVERSITY PRESS

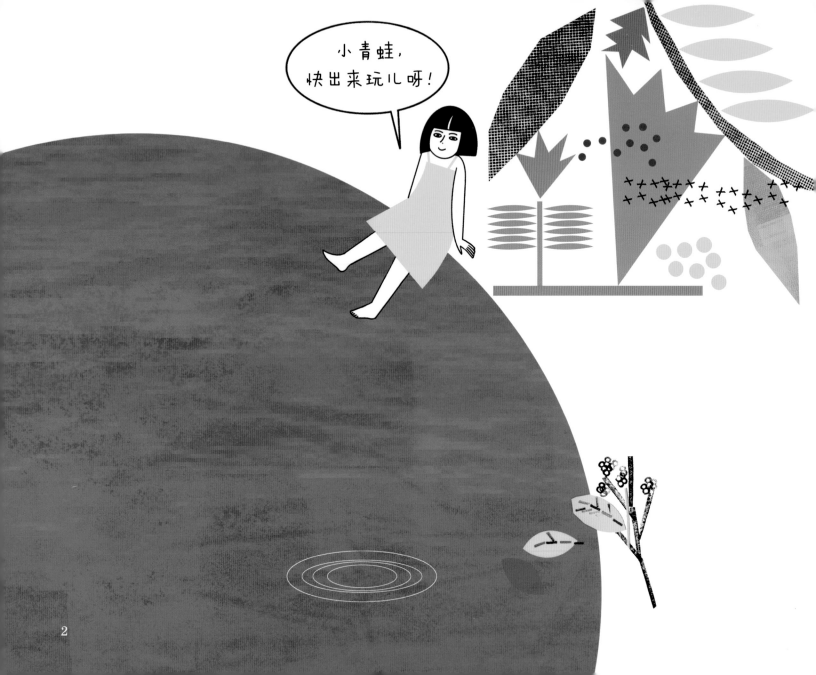

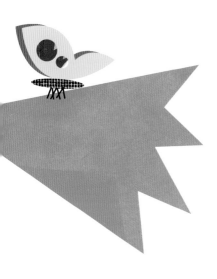

去年的一个周末，我在乡间别墅遛狗时遇见了一只青蛙。当天晚上，我接到一位朋友的电话，就把这件事告诉了她。我们都很高兴见到青蛙活得好好的，尤其是在当时冠状病毒暴发的情况下（不过据我所知，青蛙并不会感染这类病毒）。我的朋友是一位艺术家，正在为不知道该画些什么而发愁，听我说了这件事，她联想到一只生病的青蛙，于是就画下了下面这幅画儿。

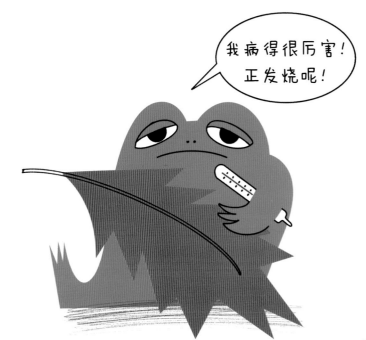

我病得很厉害！正发烧呢！

这幅画儿画得很棒，但是有点儿问题，你能看出来吗？

我们都是温血动物

前面那幅画儿的问题在于：青蛙生病时是不会发烧的，因为它是冷血动物。那么，什么是"冷血动物"呢？

在地球上的生命诞生之后的几十亿年里，所有生物的体温都是由环境决定的——在温暖的环境中体温升高，在寒冷的环境中体温降低。像这样体温随着环境的变化而改变的动物叫作"变温动物"，也就是我们通常所说的"冷血动物"。

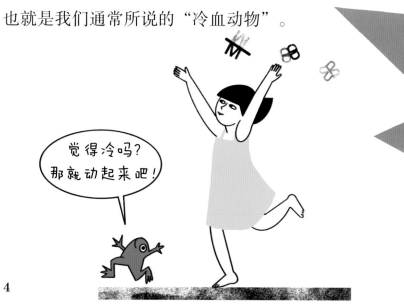

觉得冷吗？
那就动起来吧！

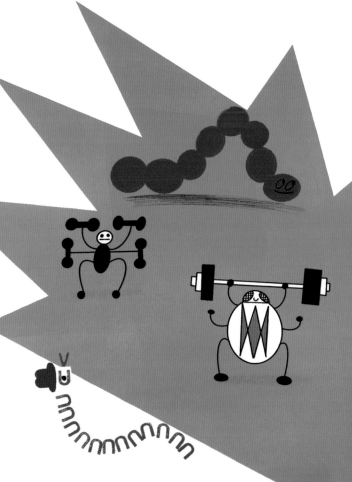

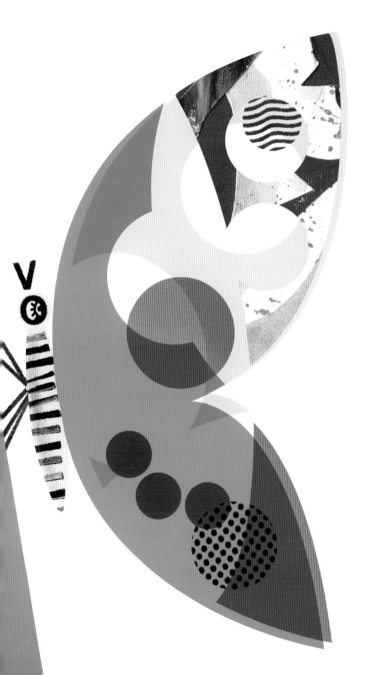

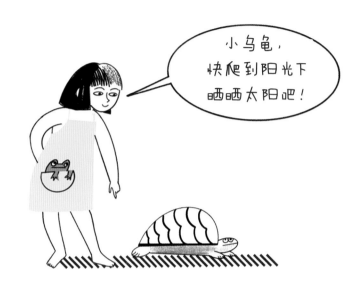

冷血动物要想调节体温，就得换个地方或者做一些"机械运动"。例如，蜥蜴想提高体温时就趴在阳光下晒太阳，想降低体温时就爬到阴凉处；昆虫飞的时候靠肌肉挥动翅膀，这样也会产生热量，从而让身体变热。除了这两种方法以外，有些蛇还会在冬天缠绕成一团，以此来保存体温，抵御寒冷。

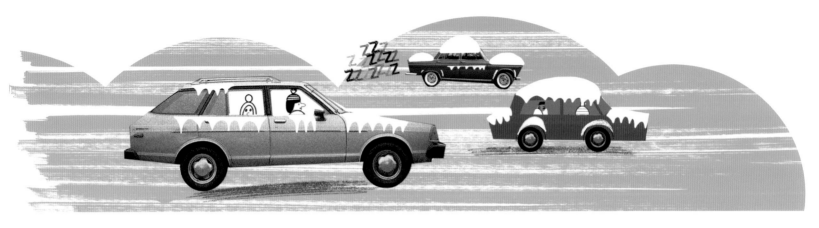

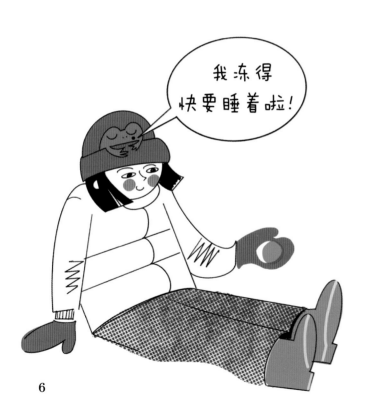

我冻得快要睡着啦！

可以说，冷血动物就好比一辆没有温度调节装置的汽车（早期的汽车就是这样的）。夏天，太阳的炙烤会让车里变得十分闷热；冬天，车里又会变得冰冷刺骨，让人没法儿待在里面。这简直太不方便了！因此，制造商后来就给汽车安装了炉子，再后来又装上了空调，这些装置能让车里的温度保持在一个令人舒适的范围。现在，我们一年四季都可以舒舒服服地开车了。

同样，生物体内的"温度调节装置"也逐渐出现了。于是，后来就进化出了温血动物。

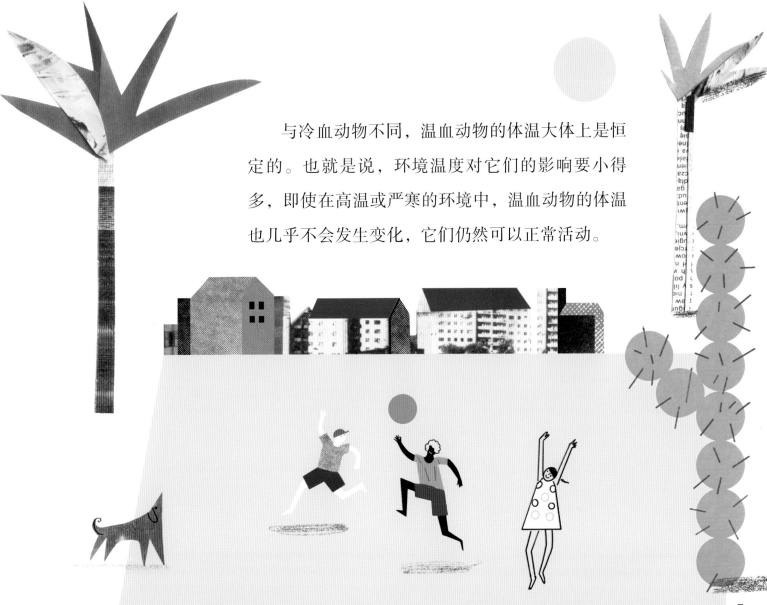

与冷血动物不同，温血动物的体温大体上是恒定的。也就是说，环境温度对它们的影响要小得多，即使在高温或严寒的环境中，温血动物的体温也几乎不会发生变化，它们仍然可以正常活动。

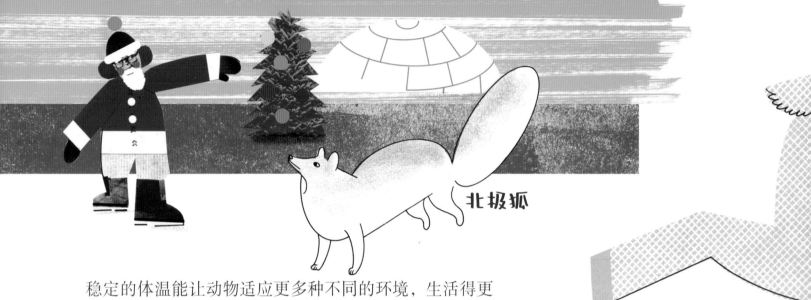

北极狐

　　稳定的体温能让动物适应更多种不同的环境，生活得更加"自由"。比如，冷血动物也可以生活在北极圈内，其中青蛙的近亲——西伯利亚蝾螈甚至可以生活在俄罗斯的楚科奇（地球陆地的最东北端）！然而，由于长期生活在极寒之地，它的身体只能习惯低温，根本无法忍受温暖，就连莫斯科夏日的气温（约 11—21℃）都会害它丧命。

　　而西伯利亚蝾螈的温血动物邻居——驯鹿就要比它"自由"得多。就算你把驯鹿带去撒哈拉沙漠也没问题，只要按时喂食、喂水，别让它和骆驼打架，就根本不会有事儿——倒不是说它打不过骆驼，而是因为撒哈拉沙漠里有很多骆驼，却只有这一头驯鹿，它寡不敌众呀！

西伯利亚蝾螈

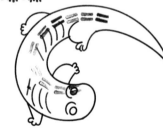

趣味知识

　　最耐寒的动物，比如北极狐或岩雷鸟，其体温与环境的温差可以超过100℃。

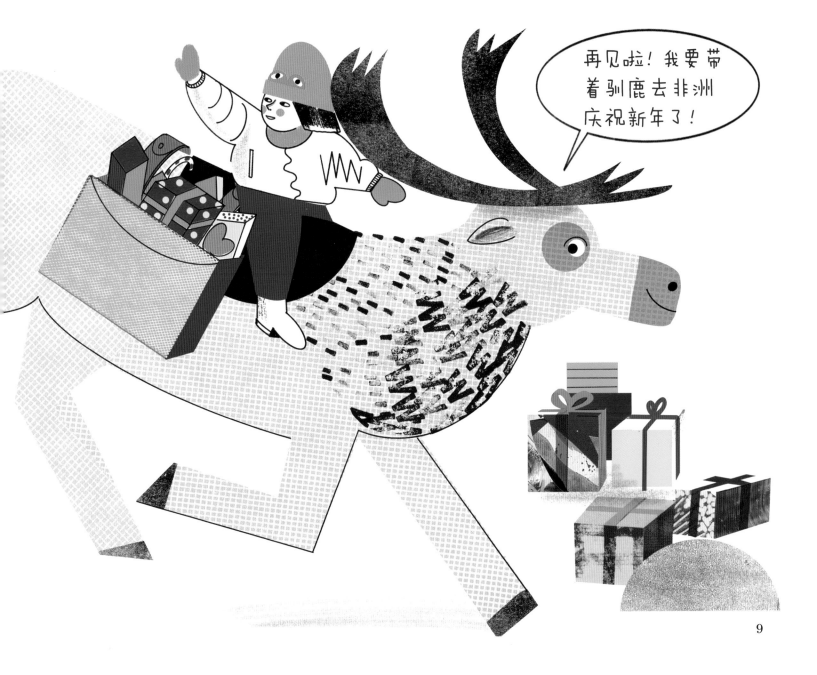

9

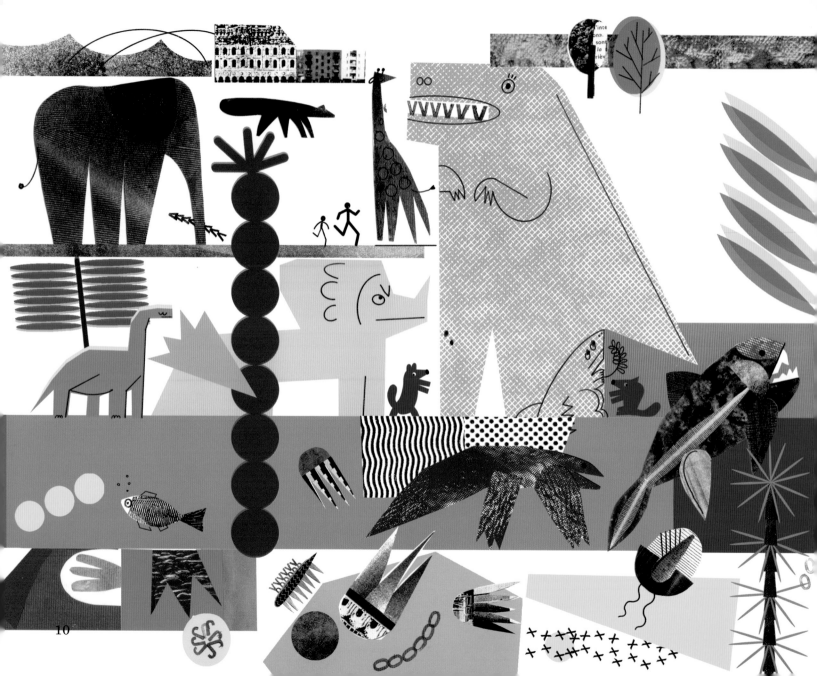

10

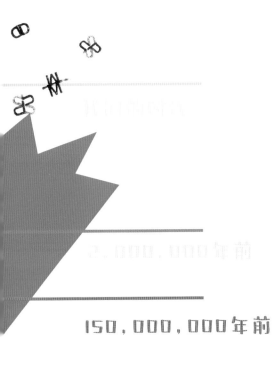

150,000,000年前

300,000,000年前

500,000,000年前

什么是进化？ 进化是大自然中的生物逐渐发展变化的过程。在这个过程中，有许多物种出现，也有许多物种消失。

进化的基础是**自然选择**，也就是说，那些最适应环境的物种会生存下来，而那些无法适应环境的物种则会灭绝。之所以叫作自然选择，是因为这一过程完全是自然发生的，没有任何人为力量的干预。通过进化，动物们获得了很多有利于生存的特征和技能。例如，青蛙和西伯利亚蝾螈都掌握了一种本领，那就是可以让身体里的液体变得像果冻一样，这样在冻僵时就不会损伤身体组织了。

如果有人为的干预，那就变成了**人工选择**。人工选择可以培育出一个新的苹果品种，或者新的宠物狗品种，但很难创造出一个全新的物种。

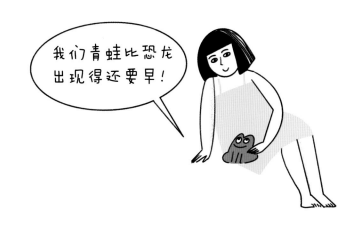

我们青蛙比恐龙出现得还要早！

哺乳动物

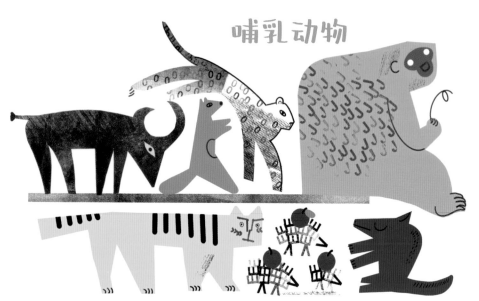

鸟类

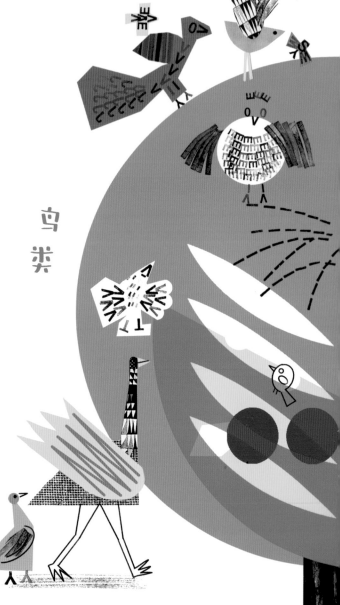

目前，地球上的温血动物只有两大类——哺乳动物和鸟类，但是过去也许还有过其他温血动物，比如大家都喜欢的恐龙（属于爬行动物）。尽管科学家们一直争论不休，但恐龙很有可能也是温血动物，起码与我们现在看到的这些冷血的爬行动物（恐龙的近亲）并不完全相同。

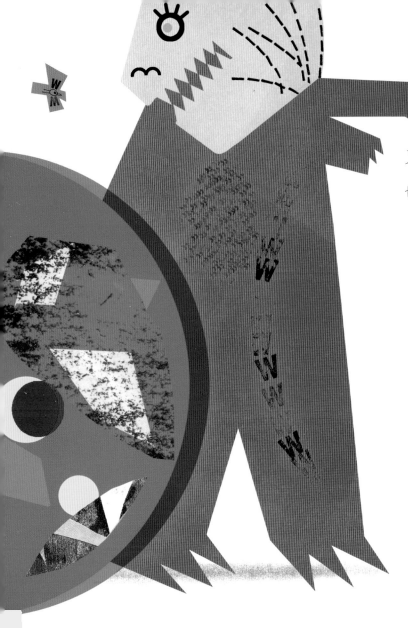

哺乳动物中最高等的是灵长类动物，而人类又是灵长类动物里最聪明的，所以，人类的体温也是恒定的，几乎不会受到环境的影响。

裸鼹鼠

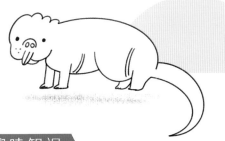

趣味知识

如今，地球上只有一种哺乳动物是冷血动物，那就是裸鼹鼠。这种动物简直太奇特啦！就算我们用一整本书来讲述它各种稀奇古怪的特征，恐怕都没法儿讲完。所以，你最好还是自己去查一查它的资料，看看它究竟奇特在哪儿吧！

为什么温血动物的体温不是特别高？

　　大多数温血动物的体温都在 32—42℃之间，
这样的温度既足够温暖又不会太热。其中，鸟类
的体温要高一些，哺乳动物的体温则要低一些。
这是为什么呢？

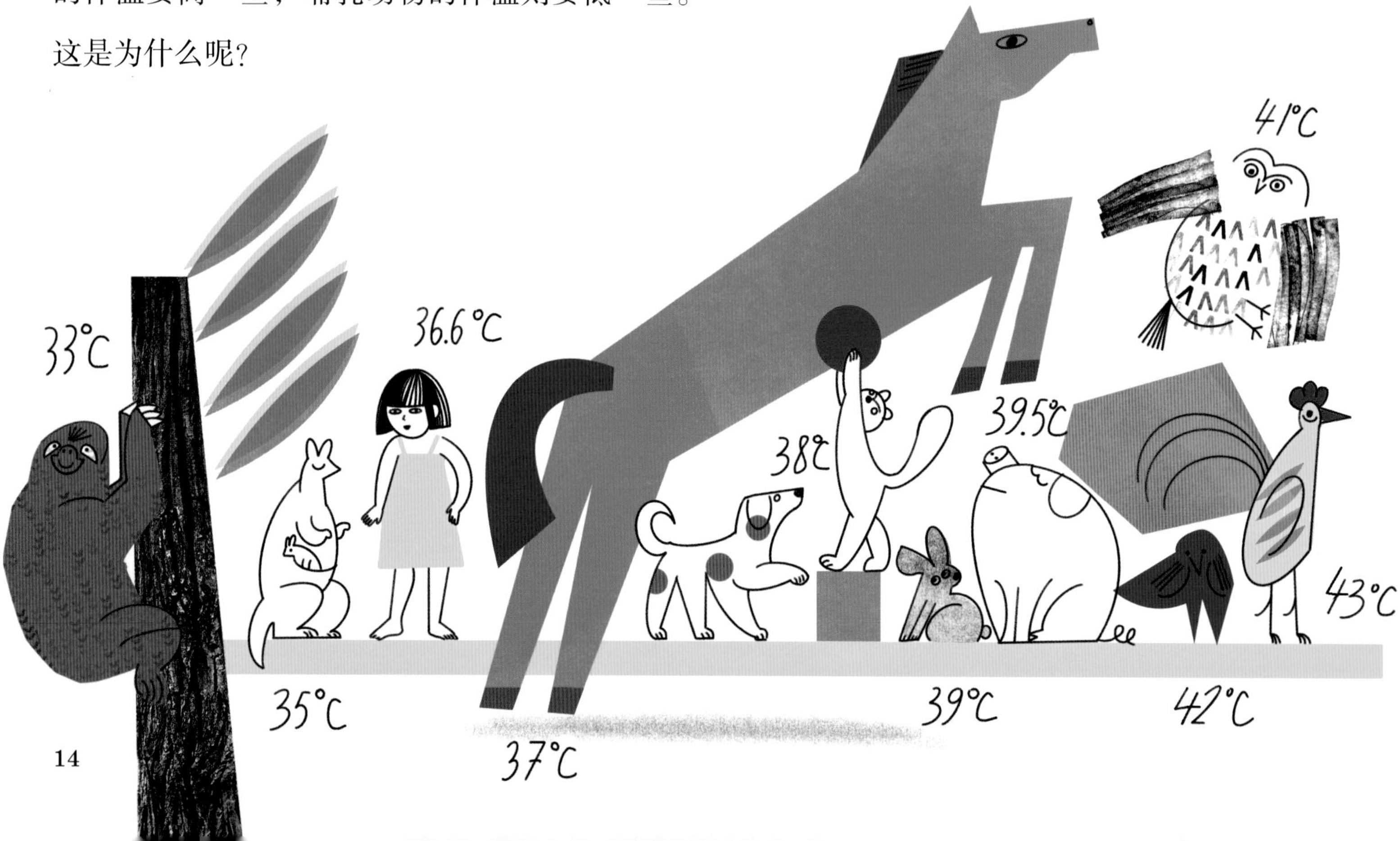

33℃

36.6℃

41℃

38℃

39.5℃

35℃

37℃

39℃

42℃

43℃

答案很简单：因为只有这个范围内的体温才能让温血动物的身体正常运转。而温度之所以是在这个范围，与动物体内一种叫"蛋白酶"的物质有关。蛋白酶是动物身体里最主要的"工人"，它可以跟蛋白质和其他物质发生反应，把食物消化为营养物质，使其被肌肉吸收，从而帮助身体生长、发育。

什么是"度"？"度"是一种计量标准，通常用一个小圆圈"°"来表示。自然界中并没有"度"的概念，这是人类为了方便计量而发明的，比如"角度"可以计量角的大小，"酒精度"可以计量饮料中的酒精含量等。同样，"温度"可以用来计量温暖的程度。以摄氏度（℃）为例，它有两个基准温度值：一个是冰融化成水时的温度，标记为0℃；另一个是水沸腾变成水蒸气时的温度，标记为100℃。

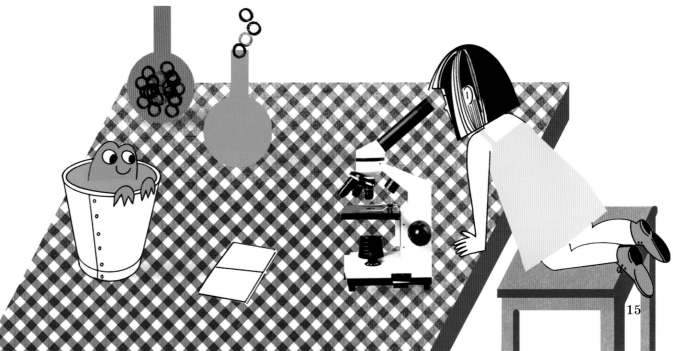

如果把我们的身体比喻成一座工厂，那么，蛋白酶就是在里面工作的"机器人"。大部分"机器人"都有一个共同的特点：只有温度在32—42℃之间时，它们才能正常工作。

当温度低于32℃时，它们就开始变得行动迟缓，很难再继续工作；而当温度超过42℃时，它们的结构会遭到破坏，从而失去活性。用形容机器人的话来说，蛋白酶在低温下会"死机"，在高温下则会"崩溃"。

正常温度下

温度太高时

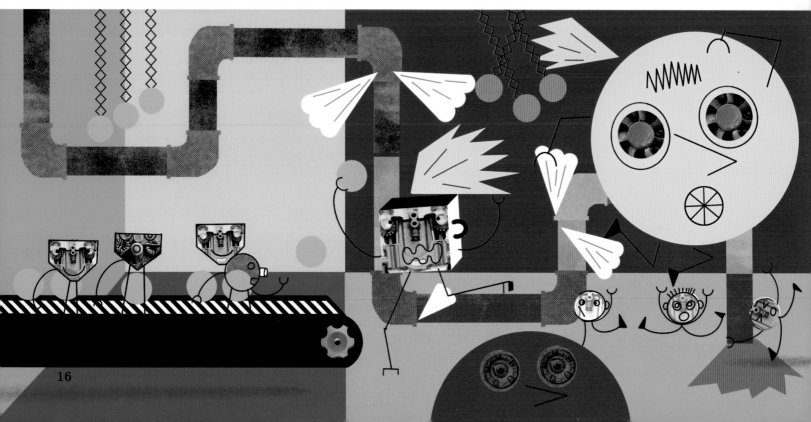

温度太低时

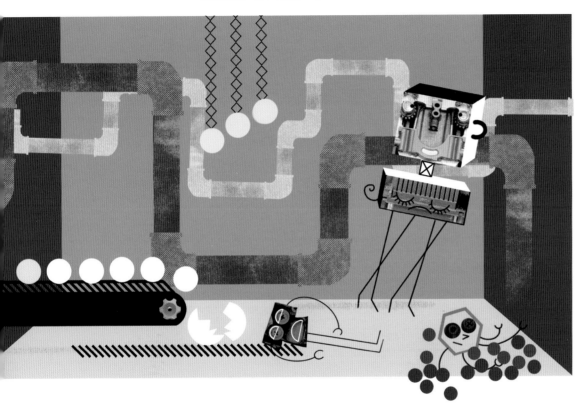

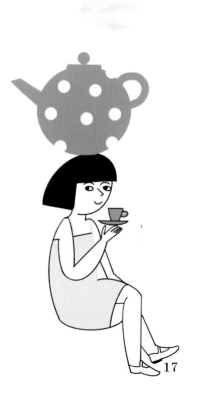

简单来说，正因为我们的身体离不开蛋白酶，而蛋白酶最适宜的温度大概是37℃，所以我们的体温才会维持在37℃左右。想象一下，如果蛋白酶喜欢高温，那么我们也许就可以把体温维持在100℃，然后用滚烫的身体把水烧开泡茶喝了。

人的正常体温是多少？

从生物学和医学（这些学科都需要研究人的体温）的角度来说，人体的正常温度并没有一个统一的、确切的数值。人们在谈论正常体温时，通常使用的是一个从多少度到多少度的范围值。比如，要是你给一个成年人测量腋下体温，那么正常值就在 35.5—37℃之间；小孩子的体温会高一些，而老年人的体温则会低一些。

你知道吗？给一个人测量体温时，很多因素都会影响体温计测量出来的体温值。例如：这个人的性别和年龄；测量的具体时间是当天的几点，以及当月的哪一天；这个人在测量前有没有吃东西，有没有剧烈运动，是不是睡着

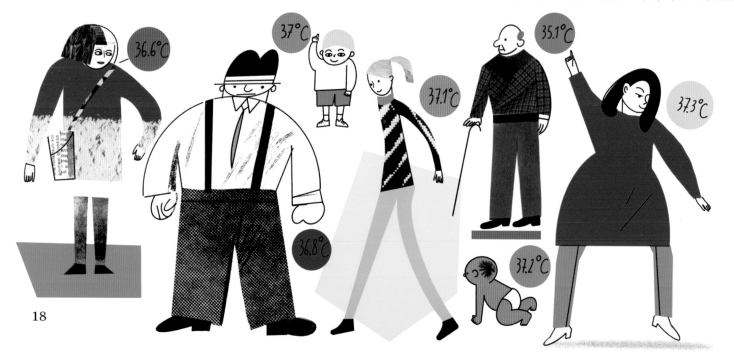

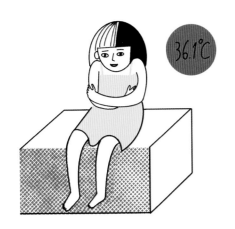

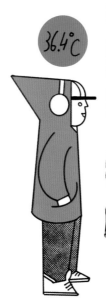

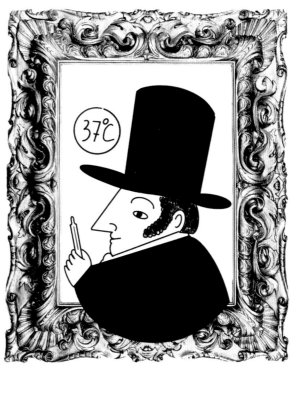

了；测量的是哪个部位，是额头、耳朵、嘴巴，还是腋下或肛门（是的，我们也会通过肛门来测量体温，这没什么大不了的，只要跟测量嘴巴用的不是同一支体温计就行）；这个人在测量的时候是紧张的还是冷静的；等等。你会发现，所有这些因素都会影响测出来的体温结果，所以我们很难确定人的正常体温到底是多少度。

趣味知识

从150年前到现在，人类腋下的平均温度一直在逐渐下降，从37℃降到了36.4℃。科学家们还在研究为什么会这样。

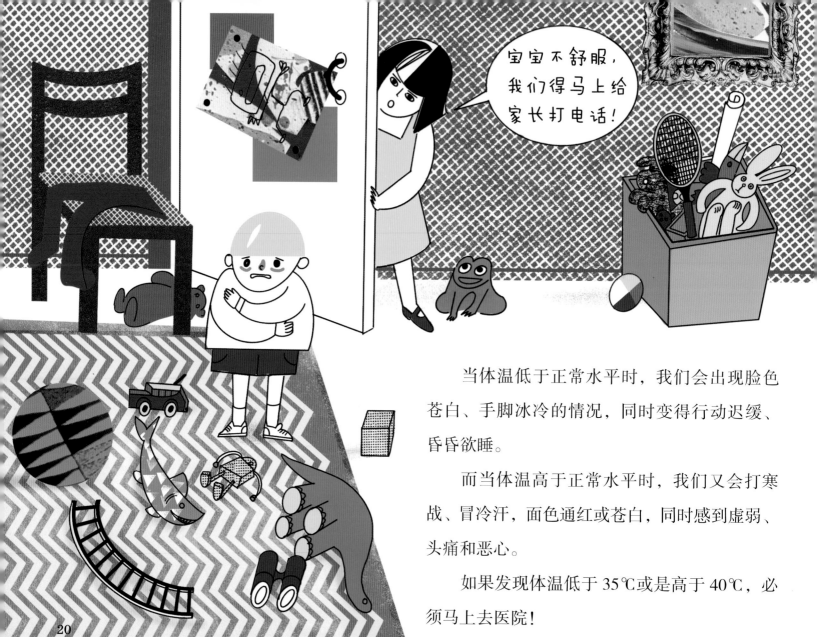

当体温低于正常水平时，我们会出现脸色苍白、手脚冰冷的情况，同时变得行动迟缓、昏昏欲睡。

而当体温高于正常水平时，我们又会打寒战、冒冷汗，面色通红或苍白，同时感到虚弱、头痛和恶心。

如果发现体温低于35℃或是高于40℃，必须马上去医院！

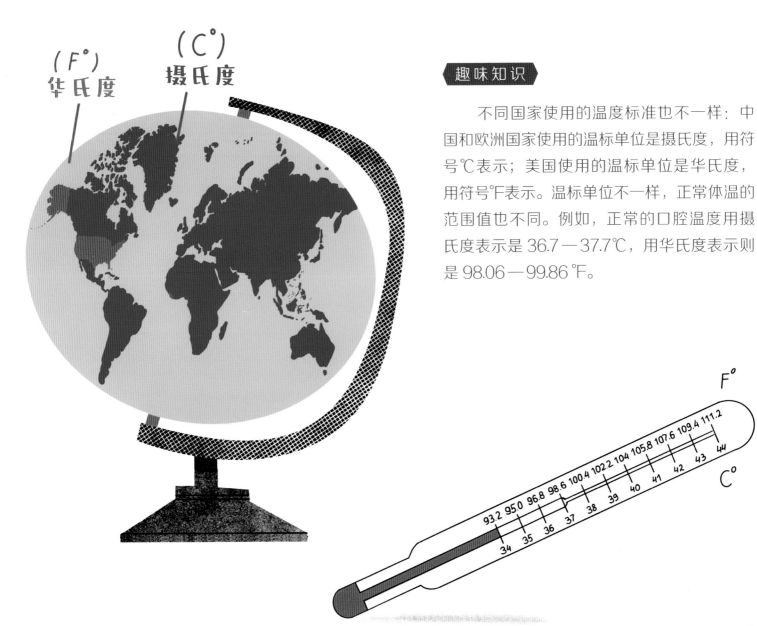

(F°)
华氏度

(C°)
摄氏度

不同国家使用的温度标准也不一样：中国和欧洲国家使用的温标单位是摄氏度，用符号℃表示；美国使用的温标单位是华氏度，用符号℉表示。温标单位不一样，正常体温的范围值也不同。例如，正常的口腔温度用摄氏度表示是 36.7 — 37.7℃，用华氏度表示则是 98.06 — 99.86 ℉。

F°

111.2
109.4
107.6
105.8
104
102.2
100.4
98.6
96.8
95.0
93.2

44
43
42
41
40
39
38
37
36
35
34

C°

人体是如何进行体温调节的？

　　有一种维持温度恒定的设备叫恒温器。你住的房子里或许就有恒温器，它的"功劳"可大啦！有了它，就可以让暖气片中的水始终保持在合适的温度：如果里面的水太热，暖气片就会像电熨斗一样把人烫伤；如果里面的水太凉，又会让人冻得牙齿打战。而恒温器之所以能起到维持水温的作用，是因为它能够靠一种特殊的温度传感器来监测水温。

　　人类的神经系统中也有这样的"恒温器"——它是大脑的一部分，叫作下丘脑。下丘脑的温度传感器分布在我们的皮肤和其他各个组织中，分为冷觉感受器和热觉感受器。下丘脑维持体温恒定的过程，就叫作体温调节。

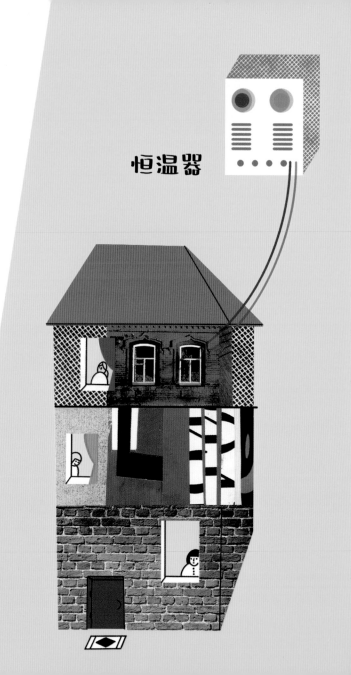

恒温器

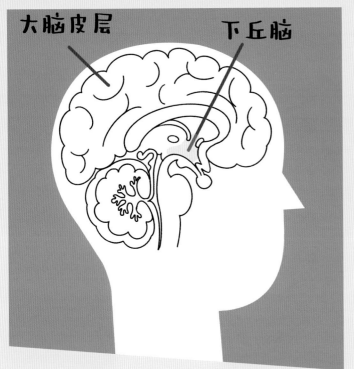

大脑皮层　　下丘脑

一般认为，当室内气温在 22℃ 左右时，人体的感受是最舒适的，这时候我们不需要额外消耗热量来维持体温。

趣味知识

在温和的气候条件下，我们每天消耗的热量大约有十分之一被用于体温调节。

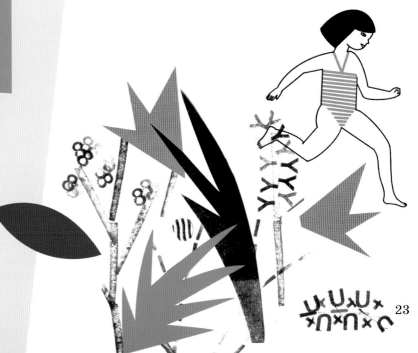

23

当温度下降时，下丘脑会接收到冷觉感受器发来的信号："该让身体热起来啦！"然后，它就会命令整个身体："提高温度！"那么，身体在听到这样的指令后会做些什么呢？

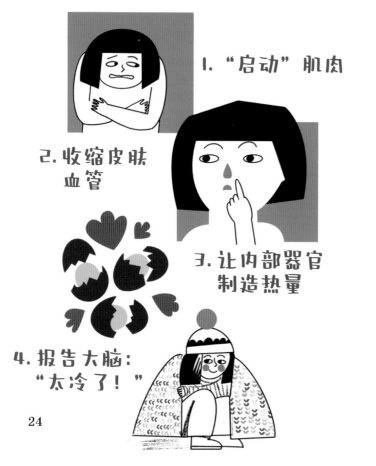

1. "启动"肌肉

2. 收缩皮肤血管

3. 让内部器官制造热量

4. 报告大脑："太冷了！"

1. "启动"肌肉，这是因为肌肉在工作时会产生很多热量。收到指令后，一些小肌肉会让你身上的毛发竖起来，然后你就会起鸡皮疙瘩；大一些的肌肉则会颤抖。当咀嚼肌也颤抖起来时，你的牙齿就会上下打战，咯咯作响。

2. 收缩皮肤血管。我们的身体里分布着很多血管，里面流淌着温暖的血液。当血液流向皮肤时，会释放热量并冷却下来；而当它流回身体内部时，温度又会重新升高。下丘脑命令皮肤血管收缩之后，血液流动的速度就会变慢，从而减少身体内部热量的流失。这时候，皮肤会开始发白，摸起来也会凉冰冰的。

3. 调动身体的内部器官，让这些器官通过化学反应来制造热量。我们可以把身体里的一些化学物质（主要是脂肪、糖和蛋白质）想象成超市里卖的巧克力奇趣蛋，藏在里面的"惊喜"就是能量。我们身体里有很多这样的"巧克力蛋"，它们大部分储存在肝脏、肌肉和脂肪组织中。收到下丘脑的命令后，这些储存在身体内部器官的"巧克力蛋"就会在蛋白酶的分解作用下纷纷"打开"，释放出热量，从而让身体暖和起来。

4. 它还会报告大脑："外面很冷！"一旦肌肉和内部器官开始工作，大脑就不会冷却。这时候，它会想办法让我们穿上衣服保暖，或者让我们跑一跑、跳一跳，因为这些体力活动也可以让我们的体温升高。

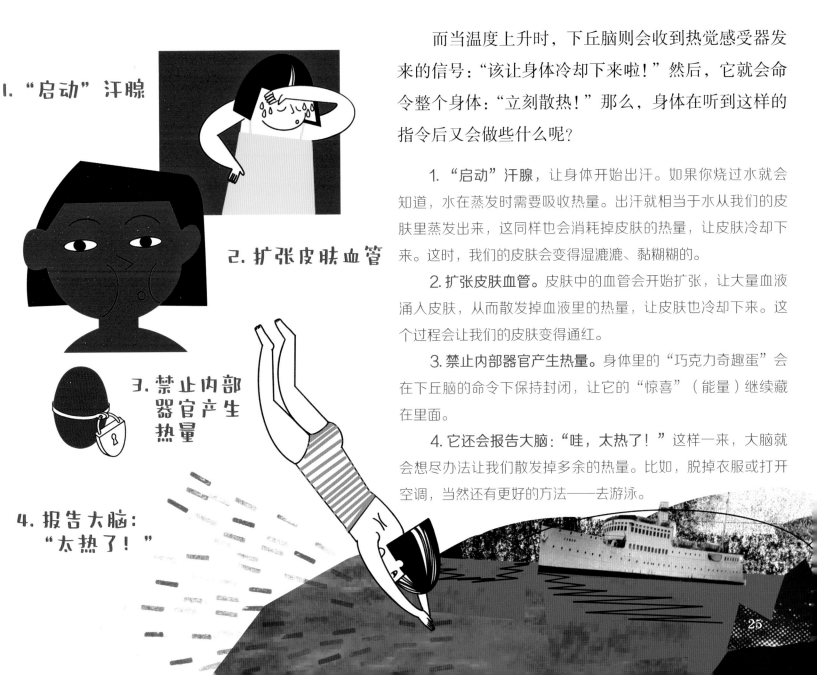

1. "启动"汗腺

2. 扩张皮肤血管

3. 禁止内部器官产生热量

4. 报告大脑："太热了！"

而当温度上升时，下丘脑则会收到热觉感受器发来的信号："该让身体冷却下来啦！"然后，它就会命令整个身体："立刻散热！"那么，身体在听到这样的指令后又会做些什么呢？

1. "启动"汗腺，让身体开始出汗。如果你烧过水就会知道，水在蒸发时需要吸收热量。出汗就相当于水从我们的皮肤里蒸发出来，这同样也会消耗掉皮肤的热量，让皮肤冷却下来。这时，我们的皮肤会变得湿漉漉、黏糊糊的。

2. 扩张皮肤血管。皮肤中的血管会开始扩张，让大量血液涌入皮肤，从而散发掉血液里的热量，让皮肤也冷却下来。这个过程会让我们的皮肤变得通红。

3. 禁止内部器官产生热量。身体里的"巧克力奇趣蛋"会在下丘脑的命令下保持封闭，让它的"惊喜"（能量）继续藏在里面。

4. 它还会报告大脑："哇，太热了！"这样一来，大脑就会想尽办法让我们散发掉多余的热量。比如，脱掉衣服或打开空调，当然还有更好的方法——去游泳。

为什么生病时体温会升高？

当身体患上某些疾病时，体温也会随之升高。这通常是因为发生了感染——一种由于病菌（病毒和细菌）的攻击而引发的病症。

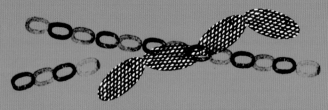

细菌是一种单细胞生物，一个细菌就是一个细胞，而不像人体一样由许多不同的细胞组成。世界上有很多种细菌，其中大多数都不会引发疾病。例如，科学家研究发现，大约有2500种细菌在人类的肠道里"安家落户"，但它们不仅不会对我们造成任何伤害，其中有些甚至还很有益处。但是，也有一些细菌会引发可怕的疾病。

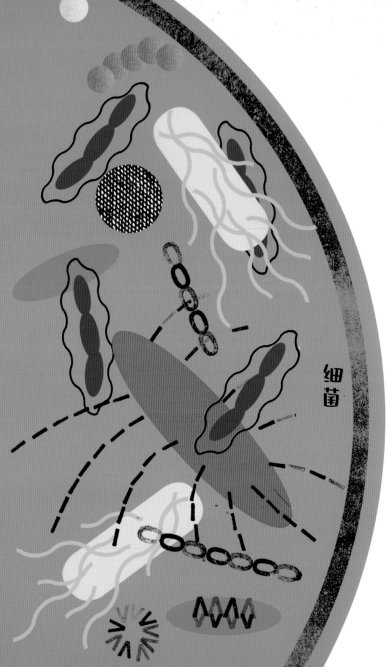

细菌

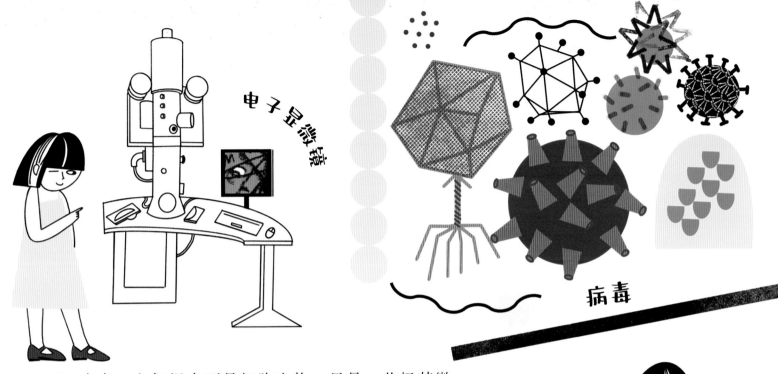

电子显微镜

病毒

至于病毒，它们根本不是细胞生物，只是一些极其微小的"囊"，而且大多数具有传染性。它们无法单独存活，只能依附在其他生物身上进行复制。病毒侵入人体后，会奴役我们的身体细胞，迫使它们复制新的病毒，然后趁着人体咳嗽、打喷嚏或腹泻等机会离开我们的身体，继续去感染周围其他的人。目前能够抵抗病毒的药物很少，所以我们通常只能依靠自身的免疫系统来杀死它们，但只有等到人体生病了，免疫系统才会出手对付病毒。

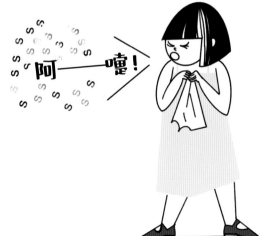

阿——嚏！

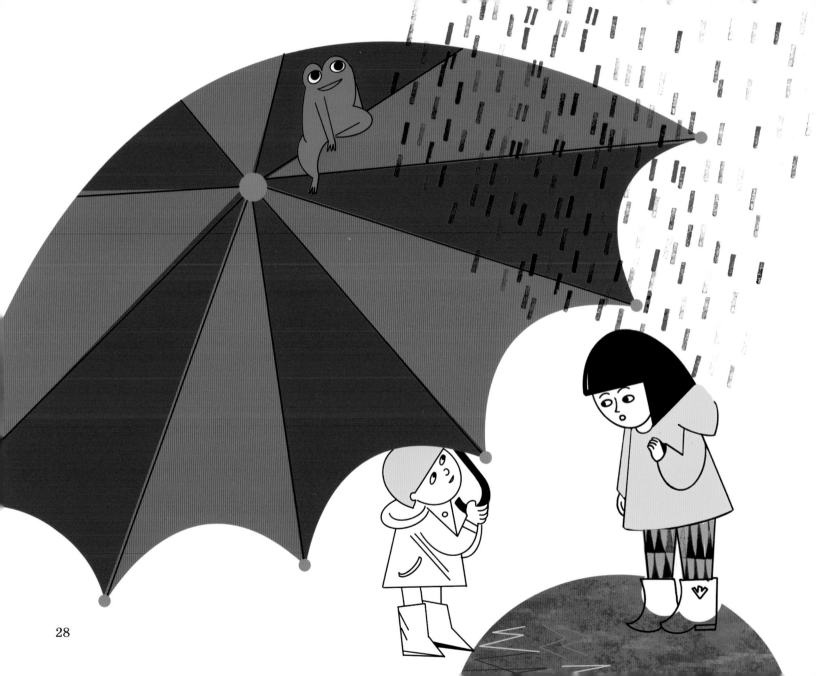

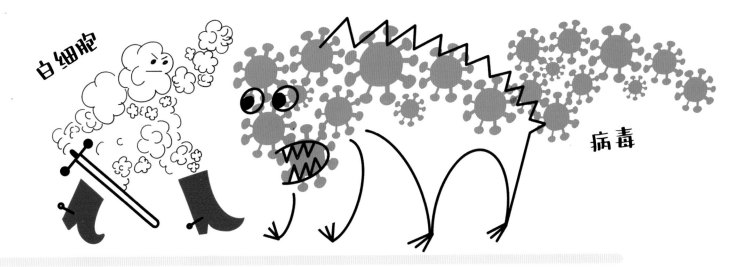

白细胞

病毒

其实，病菌想侵入我们的身体并不容易，需要攻破好几道防线，其中最重要的一道防线就是白细胞（也叫白血球）。当病菌突破皮肤或器官黏膜，从这些地方进入我们的身体时，身体的卫士——白细胞就会立刻赶来。于是，这些突破口就成了它们抵抗病菌的战场，相应的部位也会出现肿胀、疼痛、充血、发热等症状，由此便形成了炎症。如果扎破或割伤手指，伤口可能会发炎；当我们感冒时，喉咙红肿也是一种炎症。如果入侵的病菌实在太多，白细胞就会大量战死，死掉的白细胞就化成了脓水。

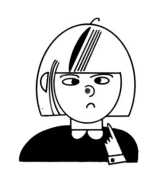

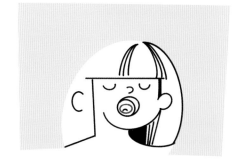

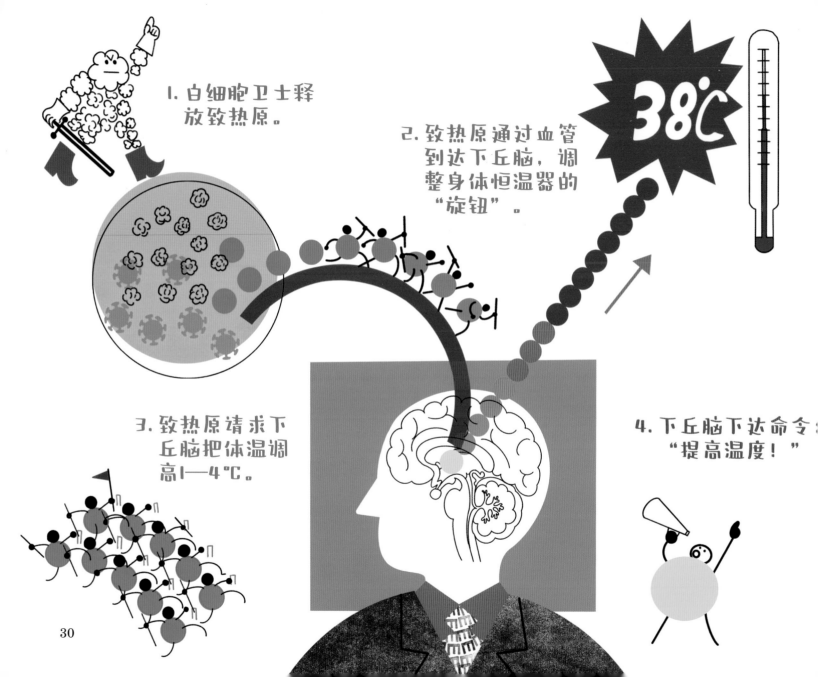

1. 白细胞卫士释放致热原。

2. 致热原通过血管到达下丘脑，调整身体恒温器的"旋钮"。

3. 致热原请求下丘脑把体温调高1—4℃。

4. 下丘脑下达命令：
"提高温度！"

38℃

30

如果病菌在入侵的地方没有被拦截住，那么我们的整个机体都会被卷入对抗病菌的战斗中——这时，不光是病菌侵入的地方，全身的温度也都会随之上升。这种现象是由致热原引起的，它是一种可以提高我们体温的物质。大部分致热原是由体内的白细胞卫士释放出来的，它通过血管到达身体的恒温器——下丘脑，并调整恒温器的"旋钮"。如果下丘脑平时把体温维持在37℃左右，那么致热原就会请求它把体温调高1—4℃。这样一来，原来正常的体温相比于新设定的标准体温就太低了，于是，下丘脑就会下达命令："提高温度！"接下来，病人开始起鸡皮疙瘩、打寒战，然后就发烧了。

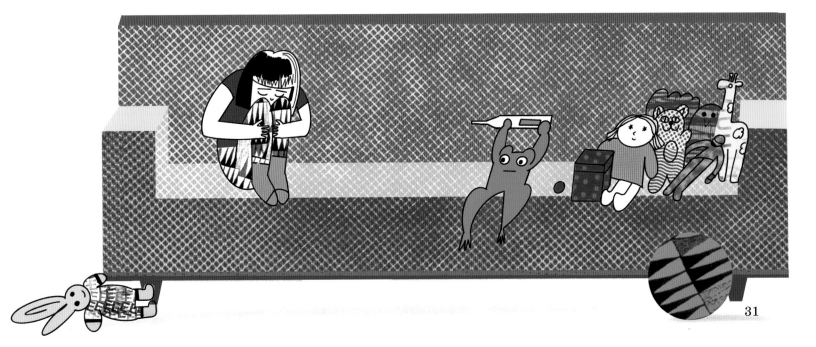

发烧其实是伴随着疾病发生的体温升高，目的是帮助我们的身体抵抗病菌：因为病菌不喜欢高温，而我们身体的"防卫大军"——免疫系统则会在发烧时变得更加强大。此外，发烧时的具体情况对医生的诊断也很有帮助。比如，医生会关注你的体温上升得快还是慢、升到了多少度、体温下降的情况如何，等等。这些细节有助于医生查明病因，从而更好地对症治疗。

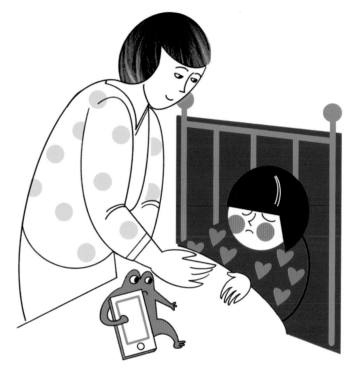

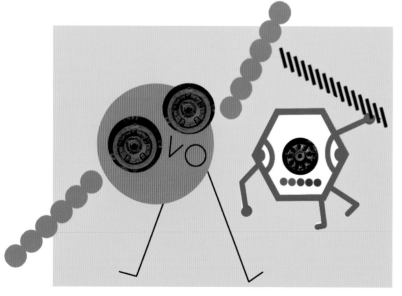

但是，发烧也有不好的一面。如果免疫系统防卫过度，不仅会杀死病菌，还会伤害到我们自己。有时候，体温升得太高会对我们的身体造成损害（还记得前面那些在高温下崩溃的蛋白酶"机器人"吗？），所以当体温升到一定程度时，应当立即降低体温。

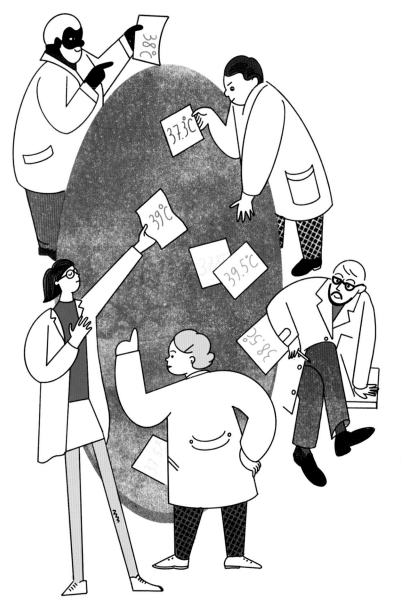

发烧的确会保护我们，但它也会伤害我们。医生们还在争论：发烧到多少度会让一个人昏厥？由于没人知道确切的答案，所以你一定要多留意自己的感觉：要是觉得很不舒服，就应该马上降低体温；要是觉得还能忍受，就可以再等一等，因为病好了以后，体温自然就会降下来了。

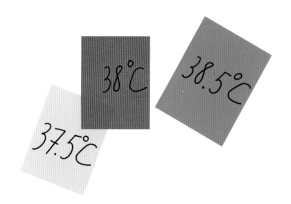

趣味知识

不同的学者对发烧的标准有着不同的看法。有人认为体温超过37.5℃就算发烧，有人认为要超过38℃，还有人甚至认为要超过38.5℃才算发烧。

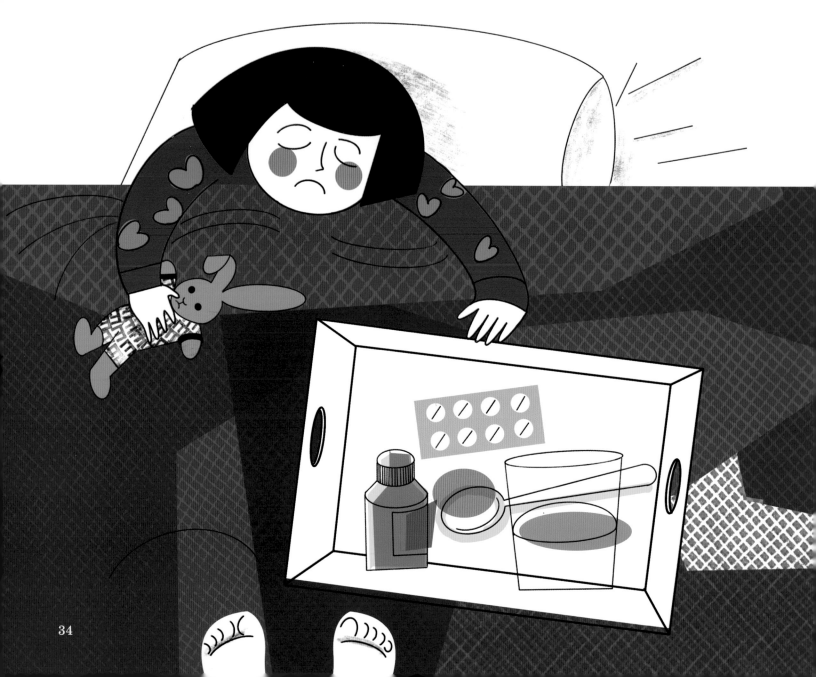

如果你生病发烧了，爸爸妈妈可以给你服用一些药物来降低体温。其实，小孩子比成年人更能忍受发烧，发烧时感觉最痛苦的是成年男性。有一点非常重要，你一定要记住，那就是发烧时我们的身体会失去很多水分——要么是通过皮肤蒸发掉的，要么是通过嘴巴的呼吸排出来的。所以，发烧时一定要多喝水。

要是你感觉很不舒服，那么就算体温不是很高，也千万不要拒绝吃药。发烧会让你感到头痛、骨头痛、恶心，甚至会让你呕吐；而当你吃下去的药开始起作用时，所有这些症状就会通通消失了。

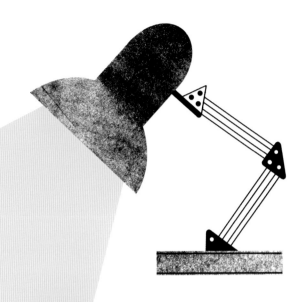

趣味知识

冷血动物虽然不能调高自己的体温，但也会利用高温来对抗病菌。比如，它们会爬到或游到一个暖和的地方，让身体变得温暖起来。这种由行为引起的体温升高，就叫作**行为性发热**。

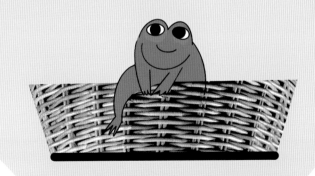

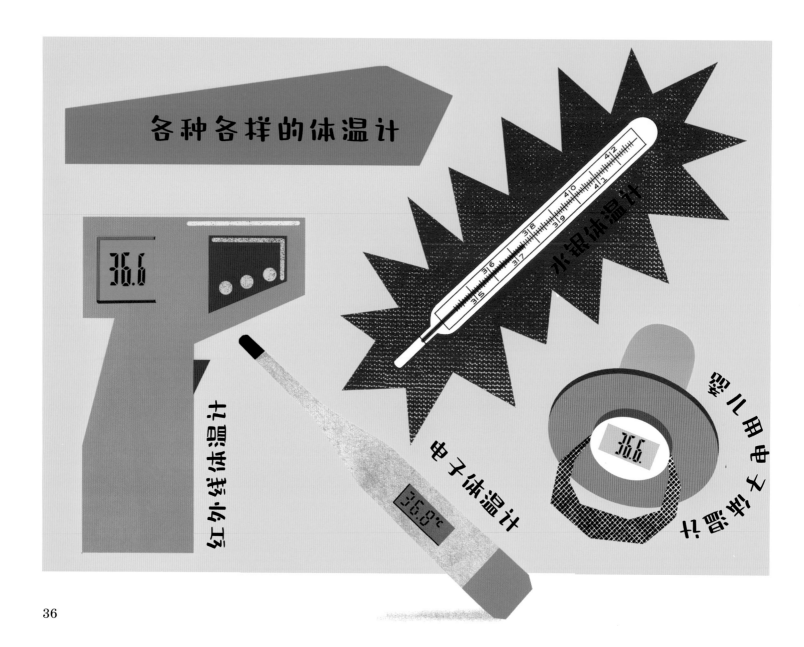

各种各样的体温计

水银体温计

红外线体温计

电子体温计

婴儿用电子体温计

36

怎样测量体温？

测量体温的仪器叫体温计。现在最精确的体温计是电子体温计，它的顶端有一个传感器，可以通过接触皮肤来测量温度。你可以用它来测量口腔和肛门的温度，但最方便的还是测量腋下温度。接触测量部位时，电子体温计会发出"哔、哔"的声音，继续保持接触3—4分钟后，它就会告诉你准确的体温。

还有一种体温计不需要接触身体，那就是红外线体温计。你可以用它来测量额头或耳垂的温度，但测出来的结果并不是很准确。老式的水银体温计虽然很准确，但却非常危险：如果有人不小心打碎了这种体温计，碎片可能会把人割伤；而最危险的还是里面的水银，它挥发后会变成看不见的有毒蒸气，危害我们的身体健康。如果你家里还有这种体温计，赶快让爸爸妈妈把它送到专门的回收站吧。

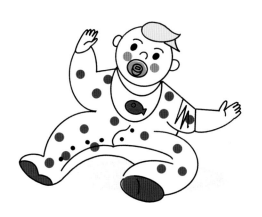

如果你的爸爸妈妈不知道该把水银体温计交到哪里，可以让他们上网查询或咨询当地的环境卫生部门。水银有害，一定要妥善处理哦！

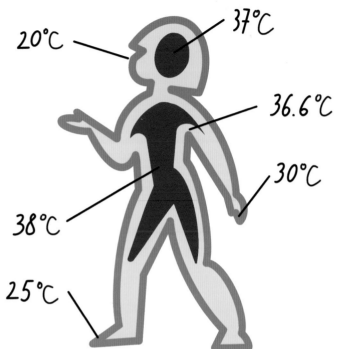

20℃

37℃

36.6℃

30℃

38℃

25℃

人体不同部位的温度可能大不相同。比如在同一时刻，我们脚趾的温度可能是25℃，而肝脏的温度则可能是38℃。因此我们在谈论体温时，还需要同时说明测量的部位（通常是测腋下）。

发烧时，我们的身体会大量出汗，不仅味道难闻，而且还容易滋生细菌。因此，出汗后最好用温暖的毛巾擦干身体，及时换上干爽的衣物，同时注意别着凉。

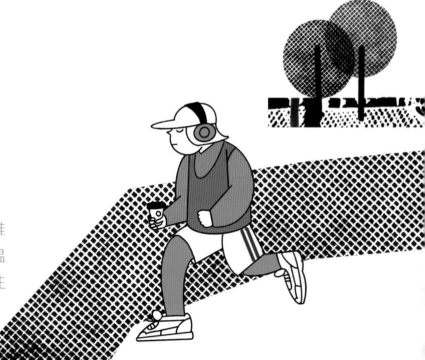

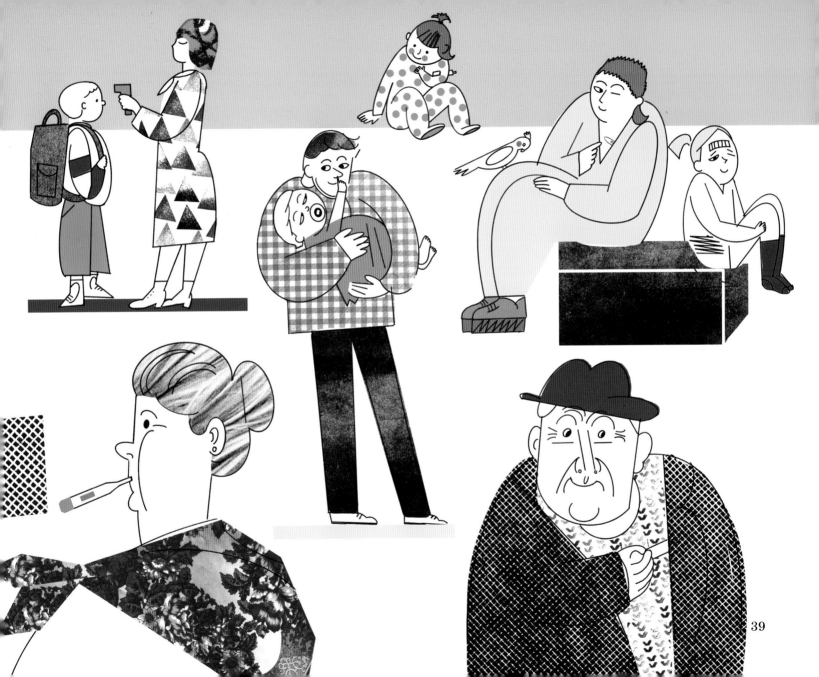

39

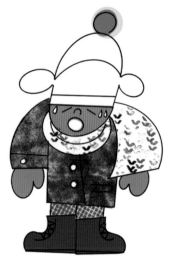

测量体温时不要穿得太厚，这一点也很重要。有时候，父母会担心自己的孩子是不是发烧了，但其实孩子非常健康，只不过是冬天外出玩耍时穿得太多了。小婴儿很容易因为穿得太多而体温过热，所以，记得要在给婴儿脱去外衣 10 —15 分钟之后再测量体温。

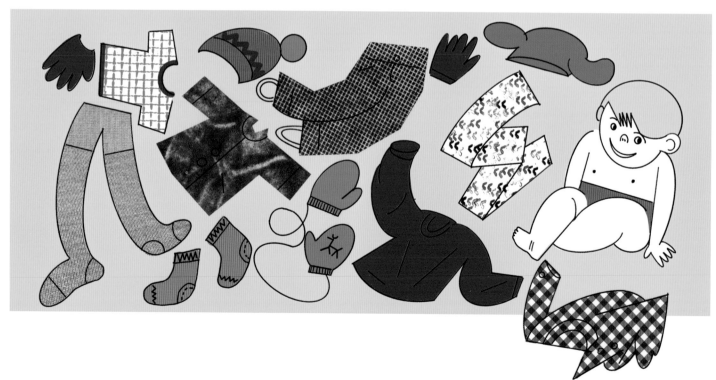

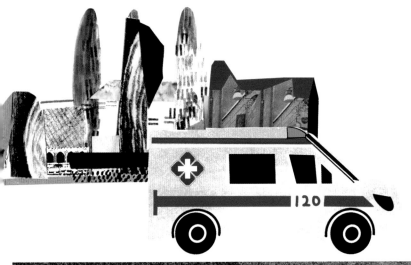

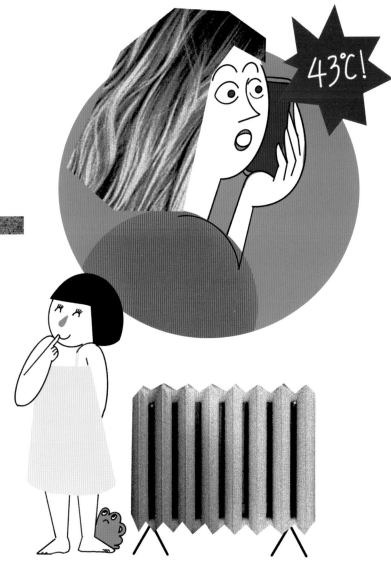

有些孩子十分"聪明"，会故意靠在暖气片旁边测量体温：这样测量出来的体温肯定会偏高，那么他们就有理由不去上学了。不过你也许想不到，我们同样可以用测量体温的办法来戳穿这些小把戏！科学家们发现，当一个人撒谎时，他的鼻子周围的温度会升高。人们把这种有趣的现象叫作"匹诺曹效应"，因为在那个经典童话里，主人公匹诺曹一旦说谎，他的鼻子就会发生变化。

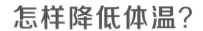

怎样降低体温？

　　我们可以通过物理方法（让身体冷却）和化学方法（服用药物）来降低体温。如果直接脱光一个孩子的衣服，让他泡一个温水澡或者用温水淋浴，那他的体温肯定很快就能降下来。但这样折腾一通会感觉很不好受，尤其是在你冷得直发抖的时候。所以，父母很少会用这种方法给孩子降温。

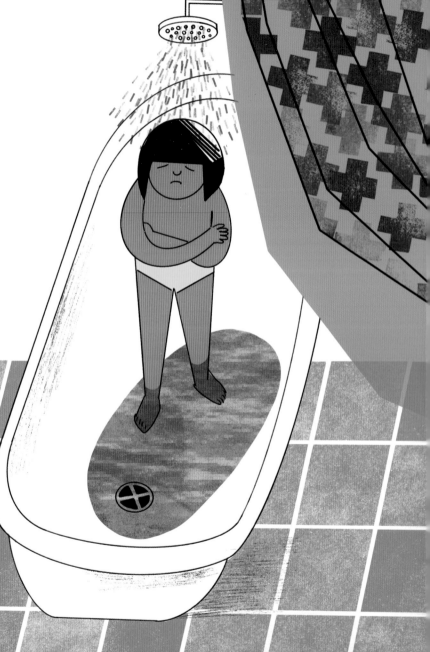

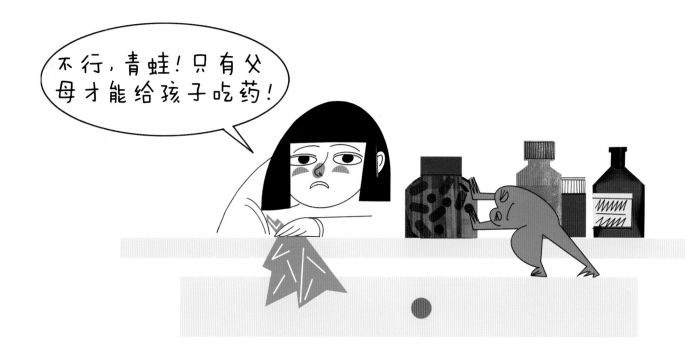

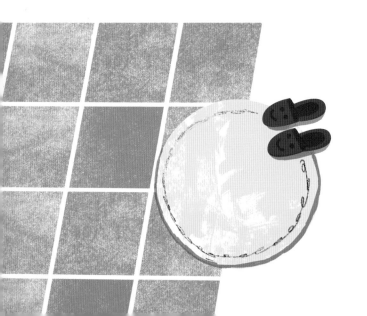

大多数时候，我们都是靠服用药物来降低体温的，比如糖浆、药片和栓剂等。你可以和父母一起商量决定怎么降温，但如果你感觉很难受，那就一定要听父母的。最重要的是，千万不要抗拒吃药——如果不吃药，你的体温就会下降得很慢，难受的时间也会更长。

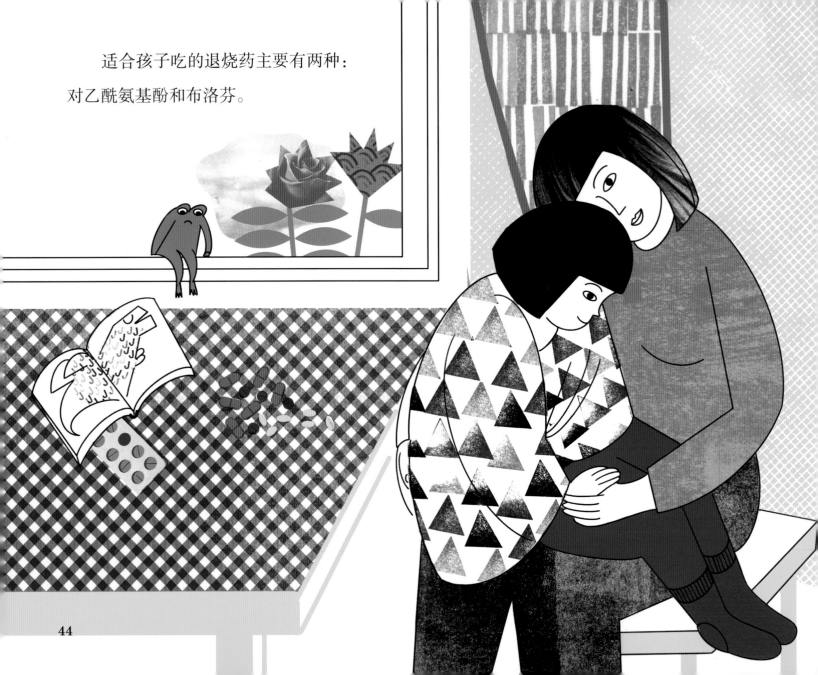

适合孩子吃的退烧药主要有两种：
对乙酰氨基酚和布洛芬。

发烧时，可能会有人建议你打一针来降低体温——这完全没有必要！虽然有时候打针很重要，比如接种疫苗等，但你一般不需要靠打针来退烧。

还有一种情况常常会发生在小学生身上，那就是生病过后，体温还会连续几天或几个星期都比往常高一点儿。这是正常现象，没有必要因为这个继续吃药或者赖在家里不去上学，只要别太关注自己的体温就行了。

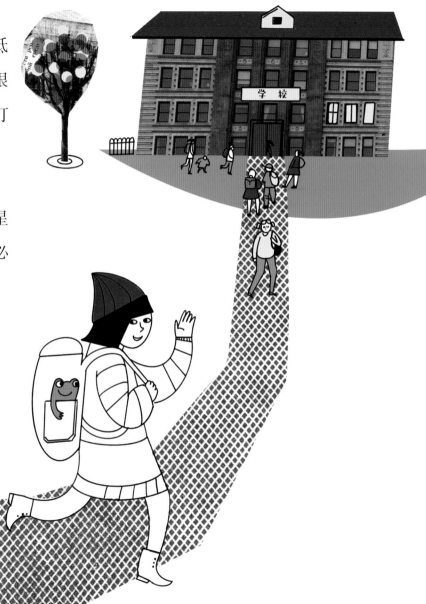

如何观察体温调节

　　读到这里，你对人的体温一定有了不少了解吧？不过，关于体温的知识并不只有复杂的名词和数字，还有一些有趣的科学实验。现在，不如一起来做一做下面这个实验，看看体温调节的过程是多么神奇吧！

　　实验目的：当大脑发出"立刻散热"的命令后，看一看你的身体发生了什么变化。你需要准备淀粉、碘酒和一杯比较热的温水。

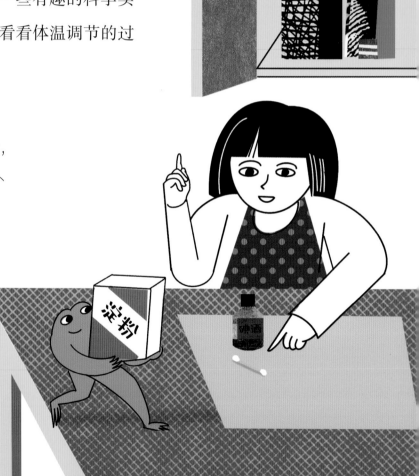

温水

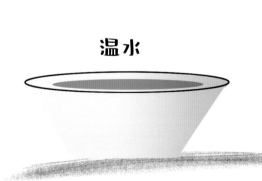

步骤1：确保你的一只手是干燥的，如果不是，请把手擦干。

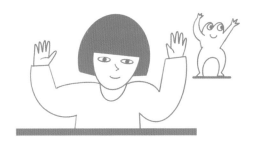

步骤2：在这只手的手心里涂上碘酒，等它变干。

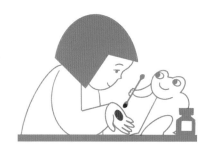

步骤3：在涂碘酒的位置抹上一层薄薄的淀粉。

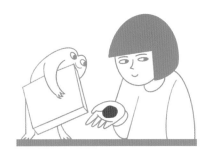

步骤4：从下面三种做法中选择一种：① 把另一只手放入热水中；② 把一杯热水贴在你的脖子后面；③ 连续做15个仰卧起坐。

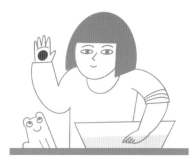

实验结果：观察你的手心，那里是不是出现了一些蓝色的小点点？这说明这些地方开始出汗了。随着时间的推移，这些小点点会融合成一个大大的蓝点。

实验解释：当淀粉遇到碘时会变成蓝色——但如果碘和淀粉都是干燥的，这种情况就不会发生，只有当水把它们结合在一起时才会发生这样的变化。在我们的实验里，你的汗水正起到了水的作用，而为了让手心出汗，你需要给下丘脑一个信号，让它感到身体很热。

如果你选择第一种做法，那信号就来自另一只手上的热觉感受器；如果选择第二种做法，那么是杯子里热水的热量直接传导到了下丘脑，因为下丘脑离脖子后面很近；如果选择第三种做法，那么信号就来自肌肉——你肯定还记得，它们在工作时会释放热量。

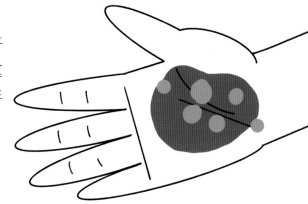

社图号 23181

北京市版权局著作权合同登记图字：01-2023-5751 号

图书在版编目（CIP）数据

你为什么会发烧？ /（俄罗斯）费奥多尔·卡塔索诺
夫著；（俄罗斯）安娜·佐尔克绘 ；马启明译 . -- 北京：
北京语言大学出版社，2024.4
（小小科学家图书馆）
ISBN 978-7-5619-6402-6

Ⅰ . ①你… Ⅱ . ①费… ②安… ③马… Ⅲ . ①医学—
少儿读物 Ⅳ . ① R-49

中国国家版本馆 CIP 数据核字 (2023) 第 176909 号

你为什么会发烧？
NI WEI SHENME HUI FASHAO?

项目策划：阅思客文化　　　责任编辑：周 鹏 孟画晴　　　责任印制：周 焱

第 21 页地图审图号：GS 京（2024）0518 号

出版发行：北京语言大学出版社
社　　址：北京市海淀区学院路 15 号，100083
网　　址：www.blcup.com
电子信箱：service@blcup.com
电　　话：编 辑 部　8610-82303670
　　　　　国内发行　8610-82303650/3591/3648
　　　　　海外发行　8610-82303365/3080/3668
　　　　　北语书店　8610-82303653
　　　　　网购咨询　8610-82303908
印　　刷：北京中科印刷有限公司

版　　次：2024 年 4 月第 1 版　　　印　　次：2024 年 4 月第 1 次印刷
开　　本：787 毫米 × 1092 毫米　1/16　　印　　张：3.5
字　　数：36 千字　　　　　　　　定　　价：45.00 元

PRINTED IN CHINA
凡有印装质量问题，本社负责调换。售后 QQ 号 1367565611，电话 010-82303590